TABATA TRAINING

IN 4 MINUTEN ZUM TRAUMKÖRPER

MAXIMILIAN HÖRDT

Herausgegeben von Dominik Reeß

ISBN: 9781521738801

INHALTSVERZEICHNIS

1 WAS IST EIGENTLICH TABATA?

Tabata ist eine nach Dr. Izumi Tabata benannte, im Jahr 1996, entwickelte Art von Intervalltraining. Dabei trainiert man für 20 Sekunden bei maximaler Intensität. Danach folgen jeweils Ruhephasen von 10 Sekunden. Insgesamt werden davon 8 Sätze durchgeführt, also dauert das Training insgesamt nur 4 Minuten. Dr. Tabata hat herausgefunden, dass Menschen, die seine Trainingsmethode fünf Mal in der Woche, über sechs Wochen hinweg, angewendet hatten, ihre Fitness im anaeroben Bereich um 28% und im aeroben um 14% steigern konnten.

Diese neue Trainingsmethode war eine bahnbrechende Innovation in allen Bereichen des Sports. Seit diesem

Zeitpunkt wurde Tabata Training bzw. HIIT (High Intensity Intervall Training) stetig populärer und ist bis heute eine der, wenn nicht sogar die effektivste Trainingsmethode um Fett zu verbrennen. Das Tabata-Training ist vom Prinzop relativ simpel. Häufig scheitern Sportler aber an der korrekten Umsetzung dieses Prinzips. Während der 20 Sekunden Intervalle muss man sich körperlich komplett verausgaben und an seine Grenzen gehen. Damit haben viele Menschen zunächst Probleme wirklich die 100% Grenze zu erreichen. Mit der Zeit entwickelt man jedoch ein Gefühl dafür, was der Körper im Stande ist zu leisten. Die populärste Art des Tabata Trainings ist der gewöhnliche Sprint.

2 WIE IST DAS TABATA TRAININGSSYSTEM AUFGEBAUT?

Ein vier minütiges HIIT-Training besteht aus sich wiederholenden Intervallen, die alle bis zur maximalen Leistungsgrenze abtrainiert werden müssen. Dazwischen werden Pausen eingebaut, welche der kurzfristigen Regeneration dienen. Die Intervalle umfassen zum einen eine Phase extremer Anstrengung und zum anderen sehr kurzen Pausen. Während einer Trainingseinheit werden diese Intervalle acht Mal wiederholt, das Training dauert insgesamt also nur 4 Minuten. Das ursprüngliche Tabata Training besteht aus einem Intervall, das in einem 2:1 Verhältnis von Anstrengung und Erholung ausgeführt wird. Bei einem 4 Minuten Training bedeutet dies, dass man je Intervall 20

Sekunden seine maximale Leistung abruft. Danach hat man jeweils eine Erholungsphase von 10 Sekunden. In der Praxis könnte ein solches Training wie folgt aussehen:

- *20 Sekunden Kniebeugen bei maximaler Belastung*
- *10 Sekunden Ruhepause*

Dieses Intervall wird dann normalerweise acht Mal wiederholt.

HIIT-Training kann sowohl mit einem herkömmlichen Lauftraining, wie auch mit funktionalen Übungen trainiert werden. Die Übungen können frei und flexibel gestaltet werden und jederzeit dem aktuellen Leistungslevel des Trainierenden angepasst werden. Nicht jeder Anfänger muss gleich mit intensiven Sprints beginnen. "Jumping Jacks" sind zum Beispiel eine ideale Übung für den Anfänger, der sich langsam an die Intensität der vier Minuten gewöhnen muss. Besonders für ein HIIT-Training eignen sich Kniebeugen, Burpees, Seilspringen, Liegestütze, Klimmzüge, Box-Jumps, Kicks und natürlich kurze Sprints. Wichtig ist, die korrekte Ausführung der Übung und die maximale Intensität im Bewegungsablauf. Alle 20 Sekunden müssen mit der maximalen Leistungsintensität ausgeführt werden. Die Fettverbrennung wird angeregt, wenn der Körper kurzfristig viel Energie gewinnen muss und die Glykogendepots des Körpers dafür nicht mehr ausreichen. Dann greift der Organismus notgedrungen auf die Fettdepots zurück, um die notwendige Energie aufzubringen.

3 WAS SIND DIE VOR- UND NACHTEILE VON TABATA TRAINING?

Dieses moderne Training zeichnet sich durch Flexibilität aus. Ob jumping jacks, Kniebeugen, oder Sprints, Tabata Training ist sehr nuancenreich und mit Sicherheit effektiver als sich 3 Stunden am Stück auf dem Laufband abzumühen.

Damit nicht die, über den Tag angehäuften Kohlenhydrate im Körper, zu verbrennen, sondern direkt auf das eingelagerte Körperfett abzuzielen, wird das Tabata Training am besten auf nüchternen Magen ausgeführt, das heißt direkt nach dem Aufstehen oder nach dem Krafttraining.

Zu beiden genannten Zeitpunkten sind wir allerdings nicht besonders fit. Dadurch steigt selbstverständlich die

Überwindung sowie die Anstrengung bei einer solchen Trainingseinheit.

Wer sich dieser Form des Intervalltrainings verschreibt, sollte sich zudem im Klaren darüber sein, dass es sich um ein extrem anstrengendes Trainingskonzept handelt, bei dem man sehr schnell die Grenzen seiner körperlichen Belastbarkeit erreicht. Eine solide Grundfitness ist also eine wesentliche Voraussetzung dafür, dass Tabata Training erfolgreich zu absolvieren und effektiv anwenden zu können.

Fast jeder hat schon mal die Ausrede benutzt, dass man einfach keine Zeit fürs Training findet. Bei Tabata gilt diese Ausrede nicht mehr. Eine Studie der Auburn University hat gezeigt, dass in nur vier Minuten Tabata Training genauso viele Kalorien verbrannt werden, wie in einem 20-minütigen Cardio-Workout. Na, was sagst du dazu?

Während du am meisten vom Workout profitieren und die besten Ergebnisse erzielen kannst, wenn du alles gibst (also so hart und schnell wie nur möglich trainierst), kannst du dich bei Tabata auch erst langsam zu dieser Intensität vortasten, indem du dich auf die Zeit konzentriert, anstatt auf die Wiederholungen. So kannst du anfangs zwar noch nicht alle Vorteile ausnützen, wirst aber trotzdem bemerken, wie

Tabata-Training deine Fitness verbessert.

4 WANN IST MEIN LEISTUNGSHÖHEPUNKT ERREICHT?

Um wirklich intensiv zu trainieren und die Früchte des Tabata Intervalltrainings zu ernten, sollte man bei mindestens 75% der maximalen Herzfrequenz trainieren. Mit einem Herzfrequenzmesser lässt sich dies sehr einfach feststellen. So kann man ausrechnen, wie hoch dieser Wert (75% deiner maximalen Herzfrequenz) für einen selbst ist:

220 – dein Alter = max. Herzfrequenz

max. Herzfrequenz x 0,75 = 75 % deiner max. Herzfrequenz

Hat man keinen Herzfrequenzmesser, kann man den "Sprechtest" durchführen. Das heißt, dass man mit einer Intensität trainieren sollte, bei der man unmöglich gleichzeitig eine Unterhaltung führen kann. Wenn man währenddessen reden kann, trainiert man nicht hart genug.

5 ÜBUNGEN

An dieser Stelle möchte ich Ihnen eine kurze Zusammenfassung darüber geben, worum es beim Tabata Training genau geht. Danach können Sie sofort Ihr erstes Workout starten.

Wer also eine gesunde körperliche Verfassung vorzuweisen hat und bis zum Sommer noch ein paar Kilos verlieren möchte, für den bietet das Tabata Training eine hoch effiziente Methode die eigene Fettverbrennung anzuregen. Um den Einstieg in dieses effektive, aber auch enorm anstrengende Trainingssystem zu vereinfachen, stelle ich Ihnen Übungen mit unterschiedlichem Schwierigkeitsgrad vor, so dass sowohl Anfänger als auch Fortgeschrittene eine Trainingsmöglichkeit für sich finden können.

Bevor man mit dem Tabata Training anfängt, sollte man sich gut aufwärmen. Das Aufwärmen ist ein essentieller und unverzichtbarer Teil jeder Trainingseinheit. Mit aufgewärmter Muskulatur lässt sich die Wahrscheinlichkeit einer Kontusion bei den Übungen sehr stark reduzieren und die Leistungen während des Trainings werden sich sichtlich verbessern. Das Aufwärmprogramm nimmt ein wenig mehr Zeit in Anspruch als das eigentliche Training, knapp 15 Minuten. Die aufgewärmten Muskeln sind leistungsfähiger und die Übungen beim Haupttraining verlaufen viel angenehmer, weil der Körper bereits auf die Tätigkeiten vorbereitet wurde.

Das unten beschriebene Aufwärmtraining muss intensiv ausgeübt und genauso ernst genommen werden wie das eigentliche Training. Da sich das Intervalltraining sowohl als Outdoor-, wie auch Indoortraining eignet, bieten sich dafür mehrere Möglichkeiten. Das Aufwärmprogramm ist genauso vielseitig wie das Tabata Training, von leichtem Joggen in der Natur bis zum Seilspringen in der eigenen Wohnung. Nehmen Sie sich einige Minuten Zeit, um das Herzkreislaufsystem in Schwung zu bringen und auf die bevorstehende Extrembelastung vorzubereiten, bevor Sie mit dem eigentlichen Workout beginnen. Es gibt eine Vielzahl von Übungen, die sich nach diesem Muster ausführen lassen – auch in den eigenen vier Wänden! Im Folgenden gebe ich Ihnen ein paar Anreize, wie man sein individuelles Tabata Training gestalten kann:

Aufwärmprogramm / Auflockerung

- *Kopf kreisen*

Man steht schulterbreit und aufrecht mit gestreckten Beinen, die Arme hängen entspannt parallel zum Körper. Nun beginnt man den Kopf langsam zu kreisen. Man sollte dabei nicht verkrampfen, sondern versuchen keine bzw. möglichst wenig Körperspannung aufzubauen. Führen Sie diese Übung für ca. 30 Sekunden aus.

- *Unterarme kreisen*

Nehmen Sie dieselbe Position ein wie in der vorherigen Übung beschrieben. Die Unterarme zeigen in einem 90 Grad Winkel vom Körper weg. Nun beginnen Sie mit den Unterarmen kreisförmige Bewegungen auszuführen. Dabei sollten die Unterarme zunächst für 30 Sekunden nach innen rotieren und danach für dieselbe Zeit nach außen.

- *Schultern kreisen*

Schulterbreiter Stand, die Arme hängen entspannt parallel zum Körper nach unten. Jetzt beginnen Sie mit beiden Armen synchron in ausgestreckter Position um die Schultern zu kreisen. Zunächst kreisen die Arme nach vorne, dann nach hinten und zuletzt in gegenläufiger Richtung. (jede Richtung für ca. 30 Sekunden)

- *Handgelenke kreisen*

Führen Sie Ihre Finger jeder Hand zusammen, so dass sich alle Finger jeder Hand berühren. Nun beginnen Sie die Hände um den Unterarm zu kreisen. Führen Sie diese Kreisbewegungen für ca. 30 Sekunden aus.

Mit den Hüften kreisen

Schulterbreiter Stand. Die Hände stützen sich auf die Hüfte. Die Beine bleiben während der Übung durchgestreckt. Nun beginnen Sie langsam mit Ihrer Hüfte zu kreisen. Nach 20 Sekunden sollten Sie die Richtung wechseln.

- *Skippings auf der Stelle*

Schulterbreiter Stand, die Knie etwas gebeugt. Nun beginnen Sie langsam, zunächst das linke, dann das rechte Knie zur Brust zu bewegen. Dabei nehmen Sie die Arme gerne zum Schwung holen zur Hilfe. Die Schnelligkeit der Bewegungsausführung sollte dabei kontinuierlich gesteigert werden. Trotzdem sollte die Bewegung nur mit einer Intensität bis maximal 60% ausgeführt werden. Diese Skippings sollten etwa 20 Sekunden ausgeführt werden.

- *Bauchmuskulatur*

Sie liegen auf dem Rücken. Die Hände liegen parallel zum Körper auf Höhe der Hüfte. Die Beine sind komplett ausgestreckt parallel zueinander. Nun heben Sie die Beine so weit an, bis die Fersen ca. 15 cm über dem Boden sind. Diese Position halten Sie für 5 bis 10 Sekunden. Danach lassen Sie die Füße wieder auf den Boden herab. Führen Sie diese Übung fünfmal aus.

- *Rückenmuskulatur*

Sie liegen auf dem Bauch. Die Arme liegen ausgestreckt nach vorne, am Kopf vorbei, am Boden. Nun heben Sie Arme und Beine an, sodass sich diese etwa 10 cm über dem Boden befinden. Dabei ist es sehr wichtig, dass Sie Arme und Beine vollständig ausstrecken. Diese Position halten Sie für 10 Sekunden und gehen wieder in die Ausgangsposition. Wiederholen Sie diese Übung fünfmal.

Optional kann man sich natürlich auch 10 min warmlaufen. Wichtig dabei ist, dass man eine kontinuierliche Geschwindigkeit erreicht und diese beibehält.

Tabata Übungen

Übung 1 / *Strecksprünge*

Eine verhältnismäßig einfache Übung, die sich gerade für Einsteiger in das Tabata Training anbietet, sind sogenannte Strecksprünge. Die Ausgangsposition ist der schulterbreite Stand. Man holt mit beiden Armen Schwung, geht etwas in die Hocke und stößt sich kräftig mit den Beinen vom Boden ab. Sobald man die Ausgangsposition wieder erreicht hat, wiederholt ihr diesen Bewegungsablauf sofort wieder. Das Ganze soll natürlich so schnell und häufig wie möglich innerhalb des Intervalls durchgeführt werden.

Übung 2 / *Burpees*

Grob gesagt sind Burpees eine Kombination aus Kniebeugen, Liegestütze und Hocksprung zusammensetzt. Jede dieser Übungen ist für sich bereits sehr anstrengend. Durch die Kombination der drei Übungen wird nicht nur die Kraft, sondern auch die Ausdauer und in gewissem Maße auch die Koordination trainiert. Burpees sind somit eine effektive

Ganzkörperübung, bei der sowohl die Arme, Schultern, Brustmuskeln, aber auch die Oberschenkel- und Beinmuskulatur trainiert werden.

Wie werden Burpees korrekt ausgeführt?

1. Man steht schulterbreit, aufrecht und geht dann tief in die Hocke (Kniebeuge).

2. Von der Hocke bringt man sich mit einem kleinen Satz in die Liegestützposition.

3. In der Liegestützposition bewegt man den Körper Richtung Boden und absolviert einen Liegestütz.

4. Nach Beendigung des Liegestützes springt man mit den gerade gestreckten Beinen wieder nach vorne in die Hocke. Beide Handflächen bleiben am Boden.

5. Nun drückt man sich mit den Beinen vom Boden ab und springt aus der Hocke mit gestreckten Beinen nach oben. Dabei verwendet man die Arme als Unterstützung. Am Ende des Sprungs berühren sich die Arme über dem Kopf.

Burpees sollten solange ausgeführt werden, bis man physisch nicht mehr in der Lage ist, einen weiteren Burpee auszuführen. Meistens sind für Anfänger bereits fünf Wiederholungen ausreichend. Wenn man täglich Burpees trainiert, wird man die Wiederholungszahl schnell steigern können. Achten Sie bei dem Hocksprung nach oben, dass Sie explosionsartig die Beine durchdrücken. Bei der Landung sollten Sie wieder schulterbreit und parallel auf beiden Beinen landen. Wenn Sie unsauber landen, verlieren Sie den Halt und können die Folgebewegung nicht einwandfrei weiterführen, sondern müssen die Bewegung zunächst ausbalancieren.

Übung 3 / *Jumping Jacks*

Jumping Jacks gehören zu den grundlegenden Tabata Übungen.

Eine der großen Herausforderungen neben der Geschwindigkeit, ist die Koordination. Ein gleichmäßiger Rhythmus kann dabei helfen, das Gleichgewicht und die Koordination beizubehalten.

Stellen Sie sich aufrecht hin. Ihre Beine sollten dabei leicht gespreizt sein, Ihre Knie sollten Sie dabei leicht beugen und Ihre Arme sollten an Ihrem Rumpf anliegen.

Springen Sie leicht in die Höhe und spreizen Sie dabei Ihre Beine ein wenig. Gleichzeitig führen Sie in einer schnellen Bewegung, Ihre Hände über Ihrem Kopf zusammen, sodass sie sich fast berühren. Während der Durchführung dieser Bewegung sollten Ihre Arme leicht gebeugt sein. Achten Sie darauf, dass Sie die Bewegung so ausführen, dass Sie dabei auf Ihren Fußballen stehen und somit das Körpergewicht von den Waden nehmen. Gehen Sie rasch wieder in die Ausgangsstellung zurück und wiederholen Sie diese Bewegung so oft es Ihnen innerhalb der 20 Sekunden möglich ist.

Übung 4 / *Liegestütze*

Wer sein Tabata Training lieber am Boden, statt springend in der Luft absolvieren möchte, kann beispielsweise die altbekannten Liegestütze ausführen. Dieser Klassiker im Körpergewichtstraining eignet sich ebenfalls sehr gut für diese Trainingsmethode, setzt aber eine gewisse Grundfitness voraus, da bei entsprechender Geschwindigkeit eine erhebliche Anzahl von Push-Ups absolviert werden müssen.

Übung 5 / *Liegestütz mit Medizinball*

Beginnen Sie in der tiefen Liegestützposition mit gebeugten Armen. Eine Hand ist dabei auf einen Medizinball gestützt. Stemmen Sie sich nun kraftvoll nach oben in die hohe Liegestützposition. Wechseln Sie in der höchsten Position die Hände über den Ball zur anderen Seite. Jetzt kommen Sie wieder in die Liegestützposition. Diesmal ist die andere Hand auf dem Ball abgestützt.

Übung 5 / *Kniebeugen*

Kniebeugen, oft auch Squats genannt, ist eine perfekte sportliche Übung, hauptsächlich zur Kräftigung der Beinmuskulatur. Nicht nur zum Aufbau der Oberschenkelmuskulatur sind Kniebeugen eine hervorragende Übung – sie eignen sich auch zum Tabata Training. Im Vergleich zur Ausführung, die auf Muskelaufbau abzielt, müssen Sie bei den Tabata Kniebeugen allerdings keine zusätzliche Langhantelstange bzw. Gewicht balancieren. Die Ausführung als reine Eigengewichtsübung genügt hierbei vollkommen.

Übung 6 / *Box Jumps*

Als Abwandlung der Kniebeugen empfehlen sich die so genannten Box Jumps. Suchen Sie sich eine Vorrichtung, wie etwa einen Stuhl oder eine stabile Kiste, auf die Sie hinaufspringen können. Sobald Sie aufgekommen sind, springen Sie rückwärts wieder herunter und wiederholen dieses Prozedere. Damit das Tabata Prinzip zum Tragen kommt, müssen Sie die Übung wiederum in sehr hoher Geschwindigkeit ausführen.

Übung 7 / *Seilspringen*

Der Vorteil beim Seilspringen ist der geringe Platzbedarf, die niedrigen Kosten und die zeitliche und örtliche Unabhängigkeit. Fortgeschrittene können natürlich auch sogenannte double swings machen.

Übung 8 / *Temposprung*

Der Temposprung funktioniert im Prinzip wie gewöhnliche Kniebeugen. Der Unterschied liegt darin, dass Sie die Beine weniger tief beugen, als bei gewöhnlichen Kniebeugen. Das Ziel ist es, so viele Sprünge wie möglich zu schaffen und möglichst kurzen Bodenkontakt zu haben. Diese Variante eignet sich besonders gut für Anfänger als Ersatz für die Kniebeugen.

Übung 9/ *Sprints*

Sprints sind die Paradeübung für HIIT Training. Das einzige, was Sie dazu brauchen sind Laufschuhe bzw. ein Rennrad. Dabei wird die komplette Muskelschlinge vom Po über Oberschenkel, Waden und Fuß aktiviert. Gleichzeitig muss der Oberkörper stabil und aufrecht sein. Ziel dieser Übung ist in erster Linie die maximale Sauerstoffaufnahmekapazität zu erreichen.

Übung 10/ *Übungen mit Kettlebell*

Dazu benötigen Sie lediglich eine Kettlebell bzw. eine Kugelhantel mit passendem Gewicht. Am Beginn der Übung hängt die Kugelhantel senkrecht nach unten. Sie greifen die Kettlebell mit beiden Händen. Nun reißen Sie die Kettlebell mit voller Kraft nach oben, bis sie sich in etwa auf Schulterhöhe befindet. Dann drücken Sie die Kugelhantel weiter nach oben bis über den Kopf. Anschließend führen Sie das Gewicht kontrolliert(!) zurück in die Ausgangsposition. Optional kann man diese Übung auch einhändig ausführen. Für Anfänger ist jedoch die beidhändige Variante zu empfehlen. Diese Übung trainiert unter anderem den Latissimus, die Schultermuskeln und natürlich die Arme, insbesondere Trizeps und Bizeps.

Übung 11/ *Übungen mit der Kurzhantel*

Die Top Übung mit der Kurzhantel ist der sogenannte Thruster. Sie brauchen dazu zwei Kurzhanteln mit entsprechendem Gewicht. Mit angewinkelten Armen halten Sie die Hanteln auf Schulterhöhe. Dann machen Sie eine Kniebeuge, möglichst tief und akzentuiert. Sind Sie aus der Kniebeuge aufgerichtet, stemmen Sie die Hanteln bis über Ihren Kopf. Bei dieser Übung trainieren Sie die Po Muskeln, die Oberschenkelmuskulatur und die Muskulatur im unteren Rücken. Das Gewicht der Hantel setzt einen Zusatzreiz. Das Hantelstemmen im zweiten Teil der Übung aktiviert dazu Schultermuskulatur und Trizeps.

6 TABATA TRINAINGSPLÄNE

Der Tabata Trainingsplan für Anfänger und Fortgeschrittene sieht vor, dass Sie zwei bis dreimal in der Woche trainieren werden. Dafür bedienen wir uns eines 2er-Splits, der beliebig variiert werden kann. Wenn Ihre Regenerationsfähigkeit es zulässt, dann dürfen Sie den Plan natürlich gerne auch öfter als zweimal pro Woche durchführen, z.B. am Montag, Mittwoch und Freitag. Sollte die Belastung zu hoch sein, sodass nur ein einziger Regenerationstag nicht ausreicht, dann dürfen Sie natürlich auch zwei Tage pausieren, um danach wieder mit voller Energie zu trainieren. Dadurch verschiebt sich natürlich Ihr Wochenrhythmus. Jedoch gewähren Sie Ihrem Körper damit diejenige Regeneration, die er auch benötigt. Ist der Körper vor einer anstehenden

Trainingseinheit nicht wieder vollständig regeneriert, kann es leichter zu Verletzungen kommen. Deshalb ist der Aspekt der Regeneration extrem wichtig, nicht nur bei dieser Art des Trainings.

Tabata Trainingsplan für Anfänger

1. Runde: Strecksprünge (20 Sekunden)

10 Sekunden Pause

2. Runde: High Knees/Sprinten im Stehen (20 Sekunden)

10 Sekunden Pause

3. Runde: Bergsteiger (20 Sekunden)

10 Sekunden Pause

4. Runde: Squats (20 Sekunden)

10 Sekunden Pause

Nach der 4. Runde wird der Zirkel noch einmal von vorne begonnen.

Tabata Trainingsplan für Fortgeschrittene

1. Runde: Hampelmann-Sprünge (20 Sekunden)

10 Sekunden Pause

2. Runde: Box Jumps (20 Sekunden)

10 Sekunden Pause

3. Runde: Burpees (20 Sekunden)

10 Sekunden Pause

4. Runde: Battle Ropes (20 Sekunden)

10 Sekunden Pause

Nach der 4. Runde wird der Zirkel noch einmal von vorne begonnen.

Praxis-Tipp: Kontrolliert euer jeweiliges Intervall am besten mit einem Timer. Ein spezieller Tabatatimer (via App oder YouTube) kann ratsam sein, prinzipiell reicht aber die

Stoppuhrfunktion eines jeden Smartphones, um euer Intervalltraining zu überwachen und zu kontrollieren.

Es bietet sich an nach jeder Runde kurz die Anzahl der Wiederholungen zu notieren, so stellt man sicher, dass man sich über längere Zeit steigern kann und nicht stagniert. Die Wiederholungszahl des letzen Trainings darf also nie sinken, sondern muss erhöht werden oder wenigstens gleichbleiben. Der Trainingsplan sollte ungefähr alle 4 Wochen gewechselt werden. Wenn ein Tabata Zirkel nicht ausreichend ist dann können auch mehrere Zirkel mit unterschiedlichen Übungen nacheinander Trainiert werden. Es empfiehlt sich dann eine Pause von min 5 Minuten zwischen den einzelnen Trainingsplänen.

7 SPLITTRAINING

8 Runden je 20 Sekunden bei maximaler Belastung, mit anschließender Pausenzeit von 10 Sekunden.

2 bis 3 Minuten Pause zwischen den einzelnen Übungen.

Beginnen Sie mit einem Gewicht, welches ungefähr 25% Ihrer Maximalkraft ausmacht. Nach und nach kann das Gewicht bei erfolgreicher Bewältigung erhöht werden.

2 bis 3 Trainingseinheiten pro Woche

Trainingseinheit A)

Übung 1) Überkopfdrücken mit der Langhantel (Tipp: hierbei darf Schwung aus den Beinen genommen werden)

Übung 2) Kettlebell-Swings

Übung 3) Kniebeugen mit der Langhantel

Trainingseinheit B)

Übung 1) Kettlebell-Swings

Übung 2) Klimmzüge mit Sprungunterstützung (Setzen Sie jedesmal ganz kurz ab und nutzen Sie einen leichten Sprung, damit Sie immer wieder einen Klimmzug schaffen)

Übung 3) Sprinttraining (Tipp: nutzen Sie die Stadionlaufbahn nach dem 30 Sekunden Sprint, zum Auslaufen zur Regeneration)

8 TABATA BAUCHMUSKELTRAINING

Ein Tabata Bauchtraining ist wirklich sehr intensiv, Ihre Bauchmuskeln werden brennen wie Feuer. Aufgrund der hohen Intensität empfehlen wir dem Einsteiger maximal eine Bauchmuskelübung in den vorgegebenen 8 Runden. Fortgeschrittene Sportler können bei ausreichend Ausdauer und Kondition zwei Übungen je Trainingseinheit ausführen.

Übung 1) Crunches auf der Matte

Übung 2) Beinheben mit gestreckten Beinen auf der Matte oder hängend an der Klimmzugstange (für Fortgeschrittene)

9 DIE ERSTELLUNG EINES TRAININGSPROGRAMMS

Tabata Training besteht aus 8 Intervallen á 20 Sekunden Trainingszeit, die von einer jeweils 10 sekündigen Pause begleitet werden. Um dabei für Abwechslung zu sorgen und einzelne Muskelgruppen nicht zu intensiv zu fordern, empfiehlt es sich, mehrere unterschiedliche Übungen in seinen Trainingszirkel zu integrieren. Wie und in welcher Reihenfolge man die verschiedenen Übungen für das Tabata Training nutzt, bleibt letztendlich jedem selbst überlassen. Dabei sollten viele verschiedene Ansätze und Übungen ausprobiert werden, um das optimale Trainingsmuster für die individuellen Bedürfnisse zu entwickeln.

10 WIE KANN MAN DEN TABATA KALORIENVERBRAUCH BERECHNEN?

Viele motivierte Sportler möchten natürlich auch gerne wissen wie viele Kalorien sie bei Ihrem Training verbrannt haben. Um den Kalorienverbrauch beim Tabata zu berechnen muss man mehrere Faktoren beachten. Der Kalorienverbrauch beim Tabata Training hängt natürlich von den ausgeführten Übungen, der Geschwindigkeit der Bewegungsausführung, dem Körpergewicht des Trainierenden und vom individuellen Stoffwechsel ab. Gerade beim HIIT spielt auch der sogenannte Nachbrenneffekt eine wichtige Rolle. Im Gegensatz zum normalem Ausdauertraining, verbrennt unser Körper bei Tabata

Trainingseinheiten auch lange Zeit nach dem Training noch sehr viele Kalorien. All diese Faktoren lassen eine 100%ig exakte Berechnung der verbrannten Kalorien nicht zu. Dennoch gab es eine Studie zu diesem Thema und die Ergebnisse sehen wie folgt aus:

Durchschnittlich werden zwischen 240 und 360 Kalorien bei einem Tabata Workout, inklusive 5 Minuten Warm-Up, verbrannt.

11 ERFAHRUNGEN MIT DEM TABATA TRAINING

Das Tabata Training ist eine sehr spezielle, jedoch hoch effektive Trainingsmethode. Vor allem für Anfänger ist die hohe Intensität beim Tabata zunächst ungewohnt. Mit der Zeit gewöhnt man sich jedoch mehr und mehr daran. Der Anstrengungsgrad nimmt von Intervall zu Intervall zu. Man muss wirklich seinen inneren Schweinehund überwinden, um auch im 3. bzw. 4. Intervall noch voll an seine Leistungsgrenze zu gehen bzw. darüber hinaus. Selbst gut trainierte Sportler müssen sich zunächst an die sehr hohe ungewohnte Belastung gewöhnen.

12 DAS BEGEHRTE SIXPACK – WAS UND WANN MAN DAFÜR ESSEN SOLLTE

Sie möchten einen durchtrainierten Körper und insbesondere ein Sixpack? Dabei spielt neben dem Training natürlich auch die Ernährung eine essentielle Rolle. Grundsätzlich ist darauf zu achten was und auch wann man isst. Wie bereits erwähnt sollte das Tabata Training am besten auf nüchternen Magen durchgeführt, um den größtmöglichen Erfolg zu erzielen. Deshalb ist es sehr sinnvoll eine Mahlzeit direkt nach dem Training zu sich zu nehmen. Dadurch werden die Energiespeicher des Körpers wieder aufgeladen werden.

Vor dem Training kann ein entsprechender Sportdrink dabei helfen, deine Trainingsleistung zu steigern, ohne dass er schwer im Magen liegt. Energy Charge ist der perfekte Drink mit kurz- und mittelkettigen Kohlenhydraten, die einerseits sehr schnell verfügbar sind, andererseits über einen längeren Zeitraum im Körper verarbeitet werden können. Darüber hinaus hält ein solcher Drink den optimalen Blutzuckerspiegel während des Trainings aufrecht.

13 SPICKZETTEL

- Sinnvolle Planung:

Für maximale Trainingserfolge gilt es, Tabata Training auf leeren Magen oder unmittelbar nach dem Kraftsport durchzuführen. Der frühe Morgen eignet sich daher besonders gut dafür.

- Vorbereitung zahlt sich aus:

Mittels eines schnell wirkenden Proteinpulvers, kann man bereits im Vorfeld des Trainings die ausreichende Eiweißversorgung der Muskulatur sicherstellen. Um monotonen Trainingseinheiten vorzubeugen sollte man die Übungen bzw. die Reihenfolge der Übungen variieren. Um die Trainingserfolge zu optimieren sollte man sich jeweils am

Wochenanfang realistische Ziele für die komplette Woche setzen. Damit geht man noch motivierter in jede Trainingseinheit.

- nicht übertreiben:

Besonders am Anfang ist die Regenerationsdauer nach einer Trainingseinheit noch etwas länger als nach einigen Wochen. Deshalb sollte man seine Grenzen kennen und nicht mit dem Training übertreiben. Dabei sollte man auf seinen Körper hören und trotz hoher Motivation vernünftig bleiben. Ein weiterer wichtiger Aspekt ist, dass jeder Mensch eine andere Regenerationszeit benötigt.

14 WIE FUNKTIONIERT TABATA TRAINING AUF ZELLEBENE?

In einer brandaktuellen Studie von PLACE et al., die im Oktober 2015 veröffentlicht wurde, beschreiben die Forscher die intrazelluläre Wirkungswiese von HIIT-Konzepten, zu denen auch das Tabata Training gehört.

Die Aufmerksamkeit der Forscher galt vor allem dem Calcium-Stoffwechsel. Durch die intensive Belastung im Rahmen des HIIT käme es zum einen zu einer gesteigerten Mitochondrienproduktion, zum anderen aber auch zu einem erhöhten Aufkommen von freien Radikalen. Diese würden zu einem Breakdown intramuskulärer Calciumkanäle und entsprechender Anpassungsreaktionen des Körpers führen.

Ein sehr spannender weiterer Fund: Antioxidantien hemmen

diesen Effekt! Wer im Nachgang an sein hochintensives Intervalltraining antioxidantienreiche Lebensmittel oder Supplements konsumiert, könnte sich demnach seine Erfolge durch das Tabata Training selbst verbauen.

15 MOTIVATIONSTIPP FÜR DAS TRAINING

Für das Tabata Training braucht man besonders viel Energie und Motivation. Neben der körperlichen Vorbereitung, dem Warmmachen, sollten Sie sich auch etwas Zeit nehmen, sich mental darauf vorzubereiten. Sie müssen sich voll auf das Training fokussieren und versuchen andere Gedanken während des Trainings auszublenden. Um diesen Fokus und auch die Konzentration hierfür zu erreichen empfehle ich Ihnen Musik während des Trainings zu hören. Stellen Sie sich bildlich vor, wie Sie das volle Trainingsprogramm alles geben und es bewältigen. Denken Sie an das gute Gefühl, wenn man das Training gut hinter sich gebracht hat. Sie müssen versuchen sich selbst für das Training zu motivieren. Denken

Sie beispielsweise an den Grund weshalb Sie überhaupt trainieren. Rufen Sie sich diesen Grund noch einmal ins Gedächtnis und die Motivation kommt von ganz alleine. Manche Menschen, häufig Boxer oder Fußballer entwickeln Rituale bzw. Angewohnheiten, die sie vor jedem Spiel bzw. Kampf ausführen. Auch so ein Ritual kann Ihnen dabei helfen sich besser auf Ihr anstehendes Training vorzubereiten.

16 WEITERE INFORMATIONEN ZUM TABATA TRAINING

Da Ihnen das Tabata Training alles abverlangen wird, sollten Sie in jeder Trainingseinheit bei bester Gesundheit sein. Sind Sie bereits verletzt oder angeschlagen, sei es physisch oder psychisch sollten Sie das Training an diesem Tag ausfallen lassen.

Wenn Sie zu viel trainieren, dann steigt neben der Verletzungsgefahr natürlich auch die Belastung für das Nervensystem.

Im schlimmsten Fall kann es dadurch zu einer erhöhten Anfälligkeit für Infektionskrankheiten kommen. Weiterhin kann es dadurch natürlich auch passieren, dass Ihre Leistung und Laune rapide sinkt und Sie sich körperlich und mental ausgelaugt fühlen. Dies würde natürlich im Umkehrschluss bedeuten, dass Sie die Leistung, die für ein Tabata Training vonnöten ist, überhaupt nicht mehr erbringen könnten. Außerdem benötigt ein einmal eingetretenes Übertraining einige Zeit an Regeneration, bis Ihr Körper sich wieder vollständig erholt hat!

Sie müssen also für sich persönlich die Grenze zwischen zu wenig Anstrengung und purer Überlastung finden! Darin besteht letztendlich auch die Schwierigkeit beim Tabata Training. Daher ist es hilfreich, wenn man zuvor bereits über Trainingserfahrung, egal in welchem Bereich, verfügt, damit man seine körperliche Belastungsgrenze besser einschätzen kann. Folglich sollte man das Tabata Training grundsätzlich nicht länger als drei Monate am Stück durchführen. Nach einer zweiwöchigen Pause kann man wie gewohnt mit dem Tabata Training fortfahren. Für den Fall, dass Sie extrem sportlich sind und eine hohe Belastungstoleranz haben, können Sie das Tabata Training auch etwas länger am Stück ausüben.

17 TIPPS

Eins sollte Ihnen vorab klar sein: In den 10 Sekunden Pausen zwischen den Sätzen kann man selbstverständlich kurz einen Schluck trinken. Die Pausen eignen sich jedoch nicht dafür, sich kurz mit einem Kollegen über das letzte Wochenende zu unterhalten. Etwas trinken, 2 bis 3 Mal tief durchatmen, richtig positionieren, sich danach wieder auf den nächsten Satz konzentrieren und weiter geht's.

Für den 4 Minuten Spaß benötigen Sie eine Uhr mit Sekundenzeiger, bestenfalls eine Stoppuhr, oder jemanden der für euch die Zeit und Sätze im Auge behält.

Besonders am Anfang ist die zweite Option zu empfehlen und weitaus angenehmer für den Trainierenden, damit er sich voll und ganz auf das Training konzentrieren kann und nicht nebenbei die Uhr im Auge behalten muss.

18 PLANUNG

Falls Sie noch ein anderes Training am selben Tag planen, hängen Sie das Tabata Training hinten an. Zum einen kann man nach dem Krafttraining super das Tabata Training ausführen, um das überschüssige Bauchfett zu verbrennen. Zum anderen ist man bereits richtig gut aufgewärmt, wenn man das Tabata Training beginnt. Darüber hinaus hat man nach dem Tabata Training ganz sicher keine Lust auf irgendein anderes Training mehr.

Das optimale Gewicht für Ihr Training kann man mittels einer Faustformel, ¼ des normalen Trainingsgewichts errechnen. Abgesehen vom Sprint, sollte man Tabata Übungen natürlich sehr schnell ausführen. Trotzdem sollte man einigermaßen die richtige Technik bei der

Übungsausführung anwenden.

19 DER MENTALE ASPEKT BEIM TABATA

Während der ersten 20 Sekunden kommt einem das Gewicht häufig etwas zu leicht vor. Doch täuschen Sie sich nicht. Sie haben noch drei weitere Sätze vor sich und Ihre Kraft wird nach und nach weniger. Wenn Sie die 4 Minuten erfolgreich absolviert haben, können Sie bei Ihrer nächsten Einheit das Gewicht erhöhen.

Im 2. Satz merkt man bereits, wie die Muskulatur anfängt zu brennen. Die zweite Pause kommt einem noch kürzer vor als die erste. Man merkt vor Beginn des 3. Satzes, dass man nah an seinem Leistungsmaximum trainiert. Während des Trainings denkt sich jeder mal: Wieso quäle ich mich eigentlich so? Bringt das Training wirklich was? Hätte ich doch lieber Ausdauertraining gemacht. Die bessere Frage lautet: Will ich mein Ziel erreichen und gehe dazu an mein Leistungsmaximum? Für mich persönlich ist es besser, sich 4 Minuten völlig zu verausgaben als 60 Minuten halb lebig auf dem Fahrrad zu sitzen und keine Resultate zu erzielen.

Der 3. Satz ist der schlimmste. Man hat bereits zwei sehr anstrengende Sätze hinter sich, aber noch zwei weitere vor sich. Jetzt heißt es: Augen zu und durch. In diesem Satz entscheidet sich, ob man z.B. abnehmen möchte, ein Sixpack erreichen möchte o.ä.

In der dritten Pause kann man kaum noch aufrecht stehen, weil man so außer Atem ist. Warum soll ich mir das antun? Die Tabata Methode ist eines der besten, wenn nicht das beste Fettverbrennungsprogramm. Außerdem dauert es nur 4 Minuten und ist damit vor allem für Berufstätige interessant. Jedoch erlangt Tabata deinem Körper alles ab. Mit der Zeit gewöhnt man sich jedoch an diese Art der Belastung, körperlich wie mental.

Nach dem Tabata Training fühlt man sich wirklich super. Erschöpft aber zufrieden. Zu Beginn werden Sie den Muskelkater, zumindest am nachfolgenden Tag deutlich spüren. Sollte dies nicht der Fall sein, sollten Sie beim nächsten Training eine Schippe drauflegen.

20 TABATA MUSIK

Tabata Musik wurde speziell für die gleichnamige Trainingsmethode zusammengeschnitten. 10 Sekunden ruhiger Erholungsmusik folgen auf 20 Sekunden purer Motivationsmusik. Auf Youtube findet man kostenlos einiges an Tabata Musik. Diese Musik kann sogar den Timer ersetzen und hat darüber hinaus auch noch eine motivierende Wirkung.

21 WANN SOLLTE EIN TABATA TRAINING AUSGEFÜHRT WERDEN?

Die beste Zeit für ein HIIT Training ist wie bereits erwähnt morgens nach dem Aufstehen, im Idealfall auf nüchternen Magen. Zu diesem Zeitpunkt sind die Glykogenspeicher noch leer und der Körper muss bei einer starken Belastung stattdessen auf die vorhandenen Fettdepots zugreifen. Auch eine Zusatzeinheit HIIT nach einem absolvierten Krafttraining erzeugt denselben Effekt. Damit nicht unnötig Muskelmasse verloren geht, kann man regelmäßig einen Protein Shake unmittelbar vor oder direkt nach dem HIIT Training einnehmen.

22 WIE OFT SOLLTE HIIT TRAINIERT WERDEN?

Viele Sportexperten empfehlen ein bis zwei Tabata Einheiten pro Woche. Wer intensiv Fett verbrennen will, sollte dieses Training aber (fast) jeden Tag absolvieren. Im Endeffekt muss man die Anzahl der wöchentlichen Trainingseinheiten an seinen individuellen Zielen orientieren. Möchten Sie im Monat beispielsweise 3 kg Fett verlieren, sind zwei Trainingseinheiten in der Woche völlig ausreichend. Des Weiteren sollte jemand, der keine andere Sportart ausübt, natürlich häufiger sein HIIT Training durchführen, als beispielsweise ein (Hobby-) Fußballer, der bereits dreimal in der Woche beim Fußballtraining ist.

Vier Minuten HIIT haben denselben Effekt wie ein 40

Minuten langes Cardiotraining. Vier Minuten kann man eigentlich jederzeit in seinen Tagesablauf einbauen. Es gibt somit keine Ausrede das HIIT Training nicht zu absolvieren.

HAFTUNGSAUSSCHLUSS

 Die Benutzung dieses Buches sowie die Umsetzung der darin enthaltenen Rezepte erfolgt ausdrücklich auf eigenes Risiko. Der Autor kann für etwaige Unfälle und Schäden keine Haftung übernehmen. Rechts- und Schadensersatzansprüche ausgeschlossen. Das Werk inklusive aller Inhalte wurde unter größter Sorgfalt erarbeitet. Dennoch kann keine juristische Verantwortung sowie Haftung in irgendeiner Form für fehlerhafte Angaben und daraus resultierenden Folgen vom Autor übernommen werden.

IMPRESSUM

Dominik Reeß

Tokajerweg 46

89075 Ulm

23682782R00038

Printed in Great Britain
by Amazon